LE

CURETTAGE VÉSICAL PAR L'URÈTHRE

DANS LES

Cystites chroniques, douloureuses, rebelles

CHEZ LA FEMME

PAR

LE Dʳ JEAN POISSON

DE L'UNIVERSITÉ DE PARIS

———

PARIS

A. MALOINE, ÉDITEUR

23-25, RUE DE L'ÉCOLE DE MÉDECINE, 23-25

—

1902

A MON PRÉSIDENT DE THÈSE

M. LE PROFESSEUR GUYON

Membre de l'Institut
Professeur à la Faculté de Médecine
Chirurgien de l'Hôpital Necker.

JE DÉDIE CETTE THÈSE

A LA MÉMOIRE DE MON FRÈRE

QUE MES PARENTS ET MES AMIS

VEUILLENT BIEN Y VOIR UN FAIBLE TÉMOIGNAGE

DE RECONNAISSANCE ET DE SYMPATHIE

À MON PRÉSIDENT DE THÈSE

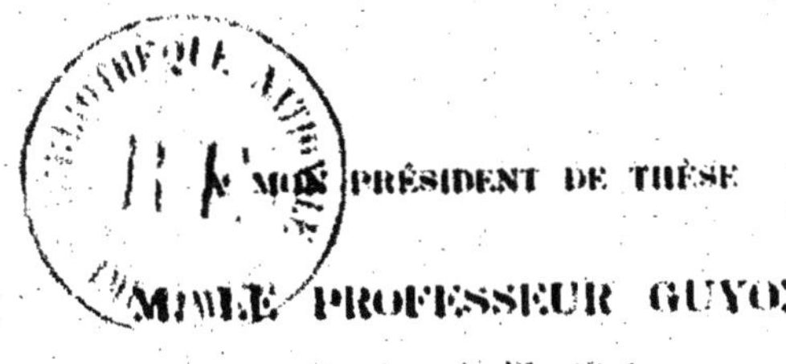

M. LE PROFESSEUR GUYON

Membre de l'Institut
Professeur à la Faculté de Médecine
Chirurgien de l'Hôpital Necker.

JE DÉDIE CETTE THÈSE

A LA MÉMOIRE DE MON FRÈRE

QUE MES PARENTS ET MES AMIS

VEUILLENT BIEN Y VOIR UN FAIBLE TÉMOIGNAGE

DE RECONNAISSANCE ET DE SYMPATHIE

LE
CURETTAGE VÉSICAL PAR L'URÈTHRE

DANS LES

Cystites chroniques, douloureuses, rebelles

CHEZ LA FEMME

PAR

Le Dʳ Jean POISSON

DE L'UNIVERSITÉ DE PARIS

PARIS

A. MALOINE, ÉDITEUR

23-25, RUE DE L'ÉCOLE DE MÉDECINE, 23-25

1902

JE DÉDIE CETTE THÈSE

A LA MÉMOIRE DE MON PÈRE

QUE MES PARENTS ET MES AMIS

VEUILLENT BIEN Y VOIR UN FAIBLE TÉMOIGNAGE

DE RECONNAISSANCE ET DE SYMPATHIE

A MON PRÉSIDENT DE THÈSE

M. LE PROFESSEUR GUYON

Membre de l'Institut
Professeur à la Faculté de Médecine
Chirurgien de l'Hôpital Necker.

AVANT-PROPOS

Au moment de terminer nos études, nous nous faisons un agréable devoir de remercier les Maîtres qui ont fait notre éducation médicale et dont nous avons suivi le savant enseignement.

Nous adressons d'abord nos remerciements a MM. les professeurs Bousquet, Dourif et Bide, nos maitres de l'École de Médecine de Clermont-Ferrand, qui ont guidé nos premiers pas en médecine et en chirurgie avec autant d'autorité que de dévouement. Nous sommes reconnaissant à MM. les docteurs Tixier, Planchard et Lepetit de l'accueil bienveillant qu'ils nous ont toujours fait dans leurs services.

A Paris, nous avons été l'élève du docteur Moutard-Martin, dont la science se double d'une grande bonté, et de MM. les professeurs Guyon et Pinard, dont nous avons toujours suivi avec fruit et plaisir les savantes leçons. C'est à ces maitres éclairés que nous devons nos connaissances en obstétrique et en maladies des voies urinaires, et ce sont ces dernières qui nous ont suggéré l'idée de notre thèse inaugurale.

Nous remercions tout particulièrement M. Cathelin, Interne de la Clinique, d'avoir bien voulu nous communiquer toutes les observations du service ayant trait à notre sujet.

M. le professeur Guyon nous fait le grand honneur de présider la soutenance de notre thèse ; qu'il veuille bien agréer l'hommage de notre respectueuse reconnaissance.

HISTORIQUE

L'idée du curettage vésical par l'urèthre chez la femme, pratiquée d'une façon méthodique dans le cas d'inflammation chronique, franche ou tuberculeuse, de la vessie revient tout entière à M. le professeur Guyon.

Cette idée date de 1885. Le curettage fut d'abord pratiqué au cours de la taille hypogastrique dans le but de débarrasser la muqueuse de ses fongosités et des pseudo-membranes qui la recouvrent. Il était alors surtout indiqué dans le cas de tuberculose vésicale. Mais le véritable curettage par l'urèthre date de 1889.

Le nombre des travaux parus sur ce sujet est encore relativement restreint : nous en donnerons ici la bibliographie et nous apporterons à la fin de notre thèse des documents provenant tous de la clinique de Necker. Ils justifient le bien fondé de cette méthode.

Les travaux qui jalonnent la première période sont les suivants : un article de Bazy paru en 1889 dans la *Semaine Médicale*. Ce chirurgien pratiqua le curettage avec le lithotriteur dans un cas de cystite rebelle avec pseudomembranes et sécrétions abondantes.

Au mois de mars de la même année, Kallionzis (d'Athènes) publie dans les *Annales des voies urinaires* un cas de curettage vésical pour cystite compliquée d'incrustations phosphatiques. L'année' suivante (1890) Battle rapporte dans les *Annales des voies urinaires* du mois de mai un cas de grattage d'une ulcération vésicale de 5 centimètres reconnue à l'examen endoscopique. L'observation fut présentée à la Société Clinique de Londres.

Le 7 avril 1893, le docteur Vigneron (de Marseille) rapporte au Congrès de Chirurgie plusieurs observations en faveur du curettage vésical dans les cystites très intenses compliquées de douleurs intolérables.

Au mois de juin suivant, le docteur Verhoogen (de Bruxelles) publie dans les *Annales de la Société belge de chirurgie*, quatre observations de curettage vésical chez la femme.

Enfin à Paris, signalons deux importants travaux d'ensemble sur ce sujet : la thèse de Coursier en 1894, intitulée : « Traitement des cystites chroniques, rebelles chez la femme par le curettage vésical, pratiqué par la voie urethrale », et celle de Camero, un élève du docteur Chevalier : « Contribution à l'étude du traitement de la cystite douloureuse chez la femme. »

Ces deux excellentes études rapportent un grand nombre d'observations, où le curettage pratiqué *d'une façon méthodique* a guéri ou très amélioré des cystites jusque-là rebelles à tout traitement.

Notre travail commence donc au point où s'est arrêté Camero (1) et les observations que nous rapportons plus loin sont toutes inédites et postérieures à sa thèse. Pour ne pas allonger inutilement notre travail, nous nous sommes dispensé de reproduire les observations déjà publiées.

(1) Tout récemment, F. Stockmann publiait, dans *Monatsberichte für Urologie*, 8 cas de traitement de la cystite chronique rebelle à l'aide du curettage vésical. Sur ces 8 cas, 5 fois le curettage fut associé à la taille hypogastrique, 3 fois il fit le curettage par l'urèthre : il enregistre 6 succès sur ces 8 cas.

Cet auteur insiste sur la nécessité de faire après l'opération des lavages fréquents avec une solution de nitrate d'argent à 2 °/₀ et d'établir un bon drainage par la sonde à demeure.

CHAPITRE PREMIER

a) ETUDE CLINIQUE

Indications du Curettage vésical chez la femme.

La cystite ou inflammation de la vessie est une des affections les plus douloureuses qui soient. On s'explique le souci des chirurgiens d'atténuer par des moyens divers une douleur aussi intense. Mais avant de proposer tout traitement, il importe de distinguer la cystite ou inflammation franche, de la cystalgie ou névralgie vésicale, véritable crampe de vessie, pourrait-on dire, que l'on rencontre fréquemment chez certains névropathes, et qui produit un phénomène analogue à celui qui se passe à l'estomac, cet autre muscle creux de l'organisme.

La cystite proprement dite, au contraire, reconnait des causes multiples; et l'infection doit être citée en première ligne. Elle peut provenir du rein ou du canal : on a dans un cas une cystite de cause descendante, ascendante dans l'autre. Les infections microbiennes (blennorragie. tuberculose) tiennent ici le premier rang. C'est contre cet ennemi que doivent se diriger nos efforts en vertu du vieil adage : *Sublata causa, tollitur effectus.* On conçoit donc déjà que, dans ces cas. le curettage ne surviendra qu'à titre adjuvant. Mais il est encore bien d'autres causes des cystites : les tumeurs vésicales. les calculs. les corps étrangers, etc.... dont la disparition, suivie d'un nettoyage antiseptique quotidien de la vessie, amènera par là même la disparition de la cystite.

On sait comment la cystite se caractérise cliniquement. Les trois grands signes sont : la fréquence. la douleur. la purulence. C'est là le trépied symptomatique très souvent au complet. mais dont les trois éléments peuvent présenter quelques variations.

Au point de vue physique. la recherche de la capacité vésicale. par projection d'eau dans la vessie à l'aide d'une seringue, permet d'ajouter un élément de grande valeur à la triade précédente, car dans la cystite cette capacité peut tomber à 100. à 50 et même à 20 grammes (la capacité normale est de 300 grammes en moyenne). Mais, encore une fois, il y a entre ces extrêmes (grands cas et cas moyens du professeur Guyon). toute une gamme de variations justiciables d'un traitement approprié. Nous ne parlerons évidemment pas dans ces cas de cystites du contrôle cystoscopique, puisque cet examen nécessite une vessie de capacité assez élevée. 100 grammes au minimum.

Quelles cystites relèveront donc de l'opération de Guyon ?

Avant de recourir au traitement chirurgical, on utilisera

d'abord le traitement médical ou non sanglant. Ce dernier est bien décrit dans la thèse de Camero, aussi n'y reviendrons-nous que rapidement.

Il consiste en lavages de la vessie à l'eau boriquée, répétés matin et soir; en lavages au nitrate d'argent, qui, suivant les cas, seront faits avec la solution au millième, au cinquantième ou à titre plus fort; en lavages au sublimé (Collin). Bien entendu, on ne fera de lavages que si la vessie est assez tolérante pour les supporter, c'est-à-dire si la capacité excède 100 grammes. Au cas contraire, il faudrait recourir aux instillations, pratiquées lentement, goutte par goutte, suivant la méthode de M. le professeur Guyon.

Signalons encore parmi les autres agents médicamenteux et modificateurs de la muqueuse, l'iodoforme, le formol, la créosote, le gaïacol : ces deux derniers sont particulièrement indiqués dans les formes tuberculeuses; enfin, le goménol en solution huileuse. Ce dernier agent est un antiseptique végétal, récemment entré dans la thérapeutique urinaire et qui a donné jusqu'ici de bons résultats dans les formes douloureuses. Il n'est pas toxique, il est peu caustique et c'est une des meilleures essences balsamiques.

Quand le traitement médical, toujours très long, échoue, il faut alors seulement recourir à un traitement plus énergique.

On pourra d'abord faire essai de grands lavages sous chloroforme, analogues à ceux que pratique M. le professeur Guyon au cours de ses séances de lithrotritie, ou encore à la dilatation du col vésical avec pose de la sonde à demeure.

Enfin dans les cas extrêmes, extraordinairement douloureux. intervenir en pratiquant la taille vésico-vaginale (colpocystostomie) ou même la taille hypogastrique, telle que la pratique depuis longtemps M. le professeur Guyon dans son service de Necker.

Or. avant d'en arriver à la taille qui, malgré son innocuité. rentre dans le cadre des interventions sérieuses. il faut recourir surtout chez la femme au curettage vésical par l'urèthre. sans négliger assurément le traitement médicamenteux et les instillations qui aident à la guérison. « La cystite. dit justement Camero. peut comporter des opérations moins sérieuses que la taille; et parmi les moyens thérapeutiques. qui doivent être mis en usage, quand les traitements simples ont échoué. le curettage est un des meilleurs. »

b). ÉTUDE ANATOMO-PATHOLOGIQUE

L'étude anatomo-pathologique de la vessie malade repose presque tout entière sur les travaux de Albarran et de Hallé. et l'histoire des lésions observées explique l'action du curettage vésical.

Qu'il s'agisse de cystites chroniques non tuberculeuses ou tuberculeuses, il est rare que la muqueuse soit exclusivement malade. comme le pensait Clado. S'il en était ainsi. le curettage serait l'opération idéale et radicale. Malheureusement, il n'en est rien. et Hallé et Motz viennent de montrer tout récemment dans une remarquable étude des *Annales génito-urinaires* (janvier 1902 que, dans tous ces cas, et contrairement aux lésions des cystites aiguës, toute la paroi vésicale est lésée. Le curettage vésical, tel que le pratique M. le professeur Guyon, a donc pour but essentiel de supprimer les fongosités qui saignent et de détruire le point de départ muqueux de l'infection. La sonde à demeure, longtemps prolongée, fera le reste, en mettant au repos le muscle vésical, si sensible à la mise en tension. « Il est en effet démontré par nos recherches, écrit le professeur Guyon dans ses *Leçons cliniques*, que la vessie est toujours fort peu sensible aux contacts, et ne réagit d'une façon douloureuse que sous l'influence de sa mise en tension ; cette différence entre la sensibilité au contact et la sensibilité à la tension se retrouve à l'état pathologique : ces faits sont acquis. »

La friabilité de la muqueuse vésicale enflammée et son peu d'adhérence à la couche sous-jacente facilitent d'ailleurs l'opération qui débarrasse ainsi l'organe de toutes ses productions pathologiques, fausses membranes, granulations, villosités, excroissances, etc...

Un autre fait d'observation rend encore le curettage facile : nous voulons parler de la distribution topographique des lésions.

La plupart des altérations de la vessie siègent en effet presque toujours au même endroit, c'est-à-dire dans la région du trigone, au niveau de l'orifice des uretères, près du col vésical, et enfin dans l'urèthre postérieur, dans cette partie dilatée qui forme une sorte de seconde vessie, comme le duodénum serait l'antichambre de l'estomac.

Cette topographie est importante à connaitre, car elle explique la facilité des lésions.

La forme de la vessie vivante est en effet bien différente de celle que décrivent les anatomistes. Le professeur Guyon a l'habitude de dire dans ses conversations cliniques que c'est un portefeuille dont la paroi postérieure tend toujours à se rapprocher de la paroi antérieure, « ce sont, écrit-il. deux mains juxtaposées qui s'appliquent par leur face palmaire et non deux poings qui se ferment. »

Le grand diamètre de la vessie est donc le transverse : c'est a ses extrémités, au niveau des cornes vésicales, « des coins de la vessie » (Guyon). que siègent le plus souvent les ulcérations vésicales, les polypes, les tumeurs, les calculs, etc...., en un mot, le diamètre transverse, dont la connaissance est d'une si grande utilité au cours des manœuvres de litothritie, constitue la zone chirurgicale et pathologique de la vessie. C'est donc là surtout que devra porter le curettage vésical. Le siége de ces ulcérations a été déterminé par les examens cystoscopiques. Voici à ce sujet l'avis de Pasteau (in *thèse* Le Für. p. 307) :

« Les ulcérations se rencontrent presque toujours dans la moitié inférieure de la vessie, je dis la moitié inférieure et non pas le trigone.

« Dans cette moitié inférieure de la vessie, il faut distinguer quatre parties :

1. Le trigone ;

2. La zone urétérale ;

3. Le col vésical ;

4. Les cornes vésicales latérales.

« 1° Les ulcérations sur le trigone sont rares.

« 2° Les ulcérations de la zone urétérale se rencontrent surtout dans la tuberculose ascendante, alors que la vessie est encore peu envahie. Elles se rencontrent également dans les cas d'urétérite avec pyélite primitive, quelle qu'en soit l'origine (ulcérations en bordure de l'orifice urétéral).

« 3° Les ulcérations du col sont fréquentes dans les cystites, elles sont rarement circulaires, le plus souvent la partie antérieure du col est respectée. Quand les lésions s'étendent en arrière, c'est en bas, vers le trigone et en dehors vers l'uretère.

« 4° Les ulcérations des cornes vésicales latérales sont de beaucoup les plus fréquentes : elles se trouvent en dehors et un peu en arrière des orifices urétéraux. Elles sont uniques ou multiples, conglomérées ou non. Elles peuvent envahir toute la corne, et quand la zone urétérale est prise en même temps, tout ce coin de la vessie forme une vaste surface ulcérée. »

Quant à la tuberculose, il n'est pas illogique de recourir au curettage, puisque : 1° dans le cas de tuberculose de l'arbre urinaire, le plus souvent la lésion débute primitivement à la vessie et n'atteint que secondairement le rein, de sorte qu'en soignant la première on guérira le second, par contre-coup ; 2° la tuberculose vésicale est une tuberculose locale, et comme telle doit être et peut être détruite : les cas abondent dans la science pour les autres organes et tout le monde sait que la loi de Louis a vécu.

CHAPITRE II

TECHNIQUE OPÉRATOIRE (1).

Le curettage vésical par l'urèthre chez la femme est une opération soumise à des règles fixes : c'est une combinaison des grands lavages de la vessie et du curettage, mais indiquons auparavant les préparatifs et l'instrumentation.

1° *Instruments.*

a) Pour le lavage.

a) Sonde métallique. (Les sondes à double courant sont à rejeter.) On aura recours au videur d'Heurteloup modifié par le professeur Guyon. Cette sonde a un bec répondant comme courbure au bec du lithotriteur n° 2 ; elle n'est pas à grande courbure comme l'instrument d'Heurteloup qui a pour effet fâcheux de ventouser le sommet de la vessie. Son calibre répond au 22 ou 24 de la filière Charrière. Elle est munie de deux yeux larges et allon-

---

(1) Nous remercions MM. Cathelin et Iselin, internes de la clinique des voies urinaires, d'avoir bien voulu nous communiquer une leçon inédite de M. le professeur Guyon, du 6 mars 1901, ayant trait à ce sujet.

gés ouverts en regard près de l'extrémité du bec : mais comme ces yeux sont à bords tranchants, il ne faut jamais introduire la sonde sans son mandrin qui est terminé en spirale et à extrémité quadrillée plate.

b) Deux seringues à anneaux de Guyon.

β) Pour le curettage.

Le professeur Guyon se sert d'une curette de Volkmann de calibre moyen. On pourrait à la rigueur se servir de celle de Sims.

2° *Préparatifs.* — Il faut placer la malade a position de la taille vaginale ; les jambes très fléchies sur le ventre. Donner du chloroforme et le pousser jusqu'en troisième période, car il s'agit de cystites très douloureuses. Faire l'antisepsie de la vulve. Il est inutile de dilater antérieurement le canal de l'urèthre.

3° *Grands lavages.* — Laver la vessie à plusieurs seringues avec 60 grammes environ chaque fois, en laissant sortir le liquide et en injectant de nouveau. On se servira d'eau boriquée tiède additionnée d'un dixième de solution de sublimé sans alcool, au millième.

4° *Curettage.* — *Modus faciendi.*

a) Curettage du trigone et du col.

De la main droite, on introduit la curette de Volkmann par l'urèthre. L'index de la main gauche pénètre dans le vagin, la pulpe dirigée vers la cloison vésico-vaginale. On tourne la concavité de la curette du côté du vagin jusqu'à ce qu'on la sente du doigt : puis, la curette et le

doigt ne perdant jamais contact, on racle la surface vésicale, en développant une force moyenne et d'une façon
absolument semblable à ce qui se pratique pour le
curettage utérin. On entend alors un cri spécial qui rap-
pelle la sensation fournie par l'utérus.

On opèrera d'abord sur la ligne médiane, sur les parties qui avoisinent le col, en gagnant ainsi peu à peu les
parties latérales, les coins de la vessie, c'est-à-dire le
siège fréquent des lésions, mais qui malheureusement
manque de résistance. On sort la curette et l'on recueille
aux fins d'examen les débris qui sortent de l'uréthre.
Faire alors un grand lavage, et réintroduire la curette.

b) Curettage des parties supérieures du col.

On opère à sec, et la concavité de la curette étant tour-
née en haut, on racle tout le pourtour supérieur du col
en abaissant le manche de l'instrument. Pour faciliter la
manœuvre, il est bon d'appuyer des doigts de la main
gauche repliés en crochet, sur la région hypogastrique,
en les glissant derrière le pubis.

c) Curettage de la partie profonde de l'uréthre.

Ce temps de l'opération ne doit jamais être négligé,
même sur toute la longueur du canal et en particulier
dans le cas d'uréthro-cystite d'origine blennorrhagique.

5° — Sonde à demeure. Le curettage terminé, on fait
un grand lavage et l'on introduit une sonde béquille ordinaire ou mieux une sonde de Pezzer qu'on laissera à
demeure. La sonde de Pezzer est préférable parce qu'on
n'a pas besoin de la fixer.

Pendant combien de temps laissera-t-on la sonde à demeure ?

C'est là une question capitale et de laquelle dépend en grande partie le résultat définitif. De toute nécessité, il faut laisser la vessie en drainage pendant très longtemps, pendant au moins quarante jours (obs. X et XI). Ne laisser la sonde que dix ou quinze jours, comme l'écrivent Coursier et Camero, c'est s'exposer à n'enregistrer qu'un demi-succès. Camero, dans sa thèse, donne comme pourcentage 65,5 % de succès, et 34,5 d'insuccès.

Depuis longtemps, M. le professeur Guyon a dit : « la douleur qui résiste à tous les moyens, est apaisée par la sonde à demeure », et il écrit dans ses *Leçons Cliniques* : « Il est d'observation courante dans notre service que dans les cas de cystites douloureuses où la sonde est placée après le curettage pratiqué par l'urèthre, la douleur, lorsqu'elle revient, ne réapparaît que lorsqu'on enlève la sonde. »

L'emploi de la sonde à demeure est d'ailleurs journalier à la Clinique de Necker : c'est la sécurité et la sauvegarde des chirurgiens urinaires dans la lutte contre l'infection rénale et la stase vésicale.

SUITES OPÉRATOIRES

Les suites opératoires du curettage vésical par l'urèthre chez la femme sont en général fort simples.

Dans la grande majorité des cas, il n'y a pas de fièvre.

Il faut toujours laver très lentement la vessie avec de petites quantités d'eau boriquée ou nitratée.

Il faut veiller au bon fonctionnement de la sonde que l'on doit placer au goutte à goutte, c'est-à-dire en un point maximum de pente déclive, et la renouveler tous les huit jours en moyenne pour éviter les incrustations et les dépôts phosphatiques.

Quant aux accidents, il n'en est pas à signaler. Si une hémorragie persistait, on ferait quelques lavages anti-pyrinés au 1/25.

Nous ne parlons pas de la perforation, dont il n'y a pas jusqu'ici d'exemple. L'épaisseur des parois dans les cystites chroniques est un obstacle à la pénétration trop profonde de la curette, partant, à la possibilité d'une perforation. Aussi doit-on faire un curettage efficace.

Quant aux morts opératoires, on n'en a signalé aucune. La fièvre elle-même n'a été notée que très rarement après le curettage. Assurément les résultats sont moins bons quand l'extension des lésions aux reins est déjà un fait accompli : aussi doit-on se livrer à un examen méthodique de la fosse lombaire avant d'intervenir.

Dans la grande majorité des cas, on obtient une notable amélioration et souvent la guérison complète avec progression rapide du chiffre de la capacité vésicale, comme le démontrent les observations qui vont suivre, mais à la condition de prolonger longtemps la sonde à demeure.

Dans les cas d'insuccès on aurait encore la ressource de pratiquer la taille.

Remarque. — Du curettage vésical chez l'homme

Le curettage vésical chez l'homme reconnaît les mêmes indications que chez la femme : il est impossible de le pratiquer par la voie uréthrale et ne peut être fait qu'après boutonnière périnéale. Nous n'avons pas à en décrire ici la technique.

OBSERVATIONS INÉDITES

Contenues dans les registres de M. le professeur Guyon à la Clinique des Voies Urinaires de l'hôpital Necker.

OBSERVATION I

Cystite tuberculeuse. — Curettage vésical.

P... Antoinette, 58 ans, entre dans le service de M. le professeur Guyon, salle Laugier, lit n° 28, le 25 août 1893.

A. H. : Mère morte d'une tumeur du sein. Père mort à 54 ans d'une affection chronique de la poitrine d'une durée de deux ans.

A. P. : Une rougeole à 22 ans, une inflammation d'intestin qui dura un an et s'accompagna de métrorrhagies continuelles.

Réglée à 14 ans, toujours régulièrement sauf au cours de la maladie précédemment citée ; règles abondantes, mais non douloureuses. Jamais de pertes blanches. Mariée à 30 ans. Un enfant à 32 ans.

La ménopause survient brusquement à 51 ans à la suite d'une violente émotion.

Histoire de la maladie. — La malade avait depuis deux ans des mictions très fréquentes, toutes les demi-heures le jour, tous les quarts d'heure la nuit, surtout après les promenades en voiture ou en omnibus.

En janvier 1909, les mictions qui jusque-là n'avaient été que fréquentes et impérieuses deviennent douloureuses, avant, pendant et après la miction, surtout après. Il arrive aussi fréquemment que la malade croyant avoir fini d'uriner se relève et expulse involontairement quelques gouttes d'urine. En même temps apparaissent des douleurs dans le bas-ventre et dans les reins. Celles-ci ne sont pas continuelles. Les douleurs de reins surviennent surtout après une trop longue station assise. Les douleurs du bas-ventre se produisent surtout au moment des besoins d'uriner et pendant la marche. Leur intensité et leur caractère sont tels que la malade les compare aux douleurs de l'accouchement.

Un médecin consulté a fait prendre des calmants et de l'essence de térébenthine. A la consultation de Bichat on lui donna de l'iodure de potassium et on lui conseilla de venir à Necker.

Elle vint pour la première fois à Necker le 21 août 1909. Depuis plusieurs jours les douleurs et la fréquence des mictions augmentaient. Elle avait eu pendant quelques jours de la fièvre et des troubles gastro-intestinaux : vomissements, constipation opiniâtre.

On fit à la consultation un lavage vésical et une instillation de nitrate d'argent.

Examen local. — Vessie : capacité 80 grammes.

Au toucher vaginal on détermine une douleur très vive en exerçant une légère pression sur la partie postérieure de la vessie.

Examen général. — Exagération des réflexes patellaires. Signe de Romberg positif. Douleurs en éclair dans les jambes.

26 septembre. — Depuis le 22 septembre, la malade perd ses urines, mais il s'agit d'une fausse incontinence, due à ce que les mictions étaient très impérieuses, la malade n'a pas le temps d'uriner spontanément.

15 novembre. — Vessie souple sans grosse sensibilité ; capacité 50 grammes.

5 décembre. — Urines du matin légèrement hématuriques.

10 décembre. — *Curettage de l'urèthre et du bas-fond vésical.*

Depuis, tous les matins, lavages boriqués par la sonde à demeure.

20 décembre. — Instillation de sublimé à 1/10.000.

Amélioration lente mais complète, les douleurs se sont très atténuées.

Exeat le 9 mai 1890.

OBSERVATION II

Cystite blennorrhagique. — Curettage vésical.

Céline R..., 25 ans, domestique, entre dans le service de M. le professeur Guyon, salle Laugier, lit n° 24, le 20 octobre 1890.

Il y a deux ans et demi, douleur pendant la miction surtout à la fin.. En même temps fréquence toutes les dix minutes jour et nuit et urines troubles. Tous ces symptômes apparus simultanément s'atténuent un peu, surtout la fréquence ; mais sans disparaître toutefois.

Au mois de mai 1890, la malade vient à la consultation ; on lui fait des instillations au nitrate d'argent. Il en résulte une amélioration notable pendant quelque temps, mais peu à peu les symptômes augmentent.

La malade entre à l'hôpital le 20 octobre 1890.

Examen. — Capacité vésicale : 10 grammes.

Fréquence, toutes les cinq minutes jour et nuit. Douleurs à la fin de la miction. Pas d'hématurie. Urines troubles avec flocon de pus. Rien du côté des reins.

Par les instillations au nitrate la malade est améliorée et au mois de novembre, après un mois de traitement, la vessie a une capacité de 60 grammes.

L'examen bactériologique des urines n'a jamais décelé la présence de gonocoques, mais on en trouva dans les sécrétions vaginales (pertes blanches).

L'état restant stationnaire M. le professeur Guyon pratique *le curettage de la vessie par l'urèthre le 10 janvier.*

La sonde est laissée à demeure pendant douze jours.

RÉSULTATS DE L'OPÉRATION.

Avant:	*Après :*
Douleur pendant toute la durée de la miction.	Aucune douleur en urinant.
Fréquence : 40 fois le jour. 30 fois la nu't.	Toutes les heures 1/2 le jour. 3 ou 4 fois la nuit.
Capacité octobre 1899 : 10 gr. janvier 1900 : 60 —	Actuellement 90 gr. et la capacité tend encore à augmenter.
État stationnaire depuis novembre.	
Instillations nitrate 1 °/₀ très douloureuses.	Facilement supportées à 3 °/₀₀

8 mars. La malade sort très améliorée et revient se faire traiter la vessie par des instillations au nitrate.

OBSERVATION III

Ulcération de la vessie. Curettage vésical.

Angélina S.... 26 ans, domestique, entre dans le service de M. le professeur Guyon, salle Laugier, n° 3, le 20 juin 1899.

A. H. Père bien portant, mère morte de la poitrine (?). Un frère mort de la poitrine. Une sœur morte asthmatique. Un frère et une sœur bien portants.

Réglée à 13 ans, régulièrement, sans douleurs, abondamment.

A 18 ans, un enfant bien portant. Pertes blanches abondantes depuis cette époque et pertes rouges il y a trois ans durant un an environ. La malade souffre aussi dans le ventre depuis cette époque.

Depuis 3 ans la malade se plaint de douleurs vives dans la vessie et depuis 3 mois elles sont devenues très fortes.

Cuisson vive après la miction durant de 5 à 10 minutes. La malade peut retenir ses urines, mais cela la fait vivement souffrir. Elle urine toutes les demi-heures le jour, 3 ou 4 fois la nuit. La malade n'urine pas au lit.

Urines foncées en couleur, légèrement floconneuses, très peu abondante. 350 grammes en 16 heures.

Toucher vaginal. Utérus en antéversion très prononcée. Les annexes ne sont pas douloureuses. Mais la pression de la vessie sur le pubis est très douloureuse.

21 juin 1890. — M. Duval à l'aide du cystoscope trouve *non loin du col à droite un petit papillome de la vessie et une petite ulcération.*

26 juin. — Les lavages au nitrate d'argent ont amené un peu de polyurie. Les urines s'éclaircissent.

30 juin. — Dilatation par des béniqués droits à faire journellement et progressivement ; on passe du 30 juin au 5 juillet les béniqués de 40 à 48.

6 juillet. — Examen cystoscopique par M. Albarran : on aperçoit à l'embouchure du col du côté droit une petite tumeur papillomateuse transparente.

12 juillet. — *M. Albarran introduit dans la vessie une curette par la voie uréthrale et enlève la tumeur ; sonde à demeure.*

Les jours suivants la malade va bien, pas de fièvre mais les urines restent sanglantes ; la sonde à demeure est retirée le 19 juillet.

20 juillet. — Les urines ne sont plus sanglantes mais restent encore troubles. La malade urine toutes les deux heures le jour et 3 fois la nuit. Sensation de brûlure dans le canal pendant

toute la durée de la miction et 5 minutes après. Lavages de la vessie au nitrate d'argent et instillations.

29 juillet. — Examen cystoscopique par M. Michon qui découvre encore un petit polype juste à l'embouchure du col.

2° *Curettage du col sous chloroforme.*

1er août. — Examen cystoscopique par M. Michon qui constate qu'il n'y a plus de polype au col uréthral.

2 août. — La malade sort, ses urines sont claires, les mictions ne sont plus douloureuses ; fréquence : le jour toutes les 3 heures, la nuit 2 fois.

OBSERVATION IV

Cystite bacillaire. — Curettage vesical.

G... Albertine, âgée de 15 ans, entre dans le service de M. le professeur Guyon, salle Laugier, lit 16, le 6 mars 1897.

A. H. : 0.

A. P. : Pas de maladies.

Il y a six mois environ, mictions douloureuses un quart d'heure avant la miction, pendant la miction et un quart d'heure après. Cuissons douloureuses.

Mictions fréquentes, 30 fois le jour, 6 ou 7 fois la nuit, impérieuses.

A été soignée par un médecin en ville ; capsules de térébenthine sans résultat. Depuis deux mois elle est soignée à la consultation par des instillations de sublimé tous les jours.

Pas d'amélioration, mictions toujours douloureuses et fréquentes.

La fréquence et la douleur n'augmentent pas par la marche et la fatigue.

Depuis deux mois, légères hématuries terminales, quelques gouttes de sang à la fin de la miction, de temps en temps seulement, pas à toutes les mictions. Ces légères hématuries ont cessé depuis dix jours environ.

Capacité vésicale : 200 grammes.

Urines légèrement troubles, dépôt peu abondant.

Examen des reins par M. Guyon.

Décubitus dorsal. rein droit délogé.

Extrémité inférieure : ligne passant par l'ombilic.

Bord interne : 2 travers de doigt de la ligne médiane.

Bord externe : 1 travers de doigt de la ligne du flanc.

Rein pas augmenté de volume même au niveau du hile.

Décubitus latéral : la raideur de la paroi empêche de reconnaître le rein.

Décubitus dorsal, avec oreillers. Extrémité inférieure se déloge complètement.

Rein droit délogé et réductible.

Rein gauche normal.

Examen des urines.

Urines troubles, dépôt blanchâtre avec grumeaux.

Réaction acide faible

Examen histologique :

Leucocytes.

Cellules épithéliales vulvo-vaginales.

Examen bactériologique :

Pas de micro organismes.

Bacilles de Koch (rares).

Instillations de sublimé à 1/5000 et gaïacol.

27 mars. — Capacité vésicale : 110 grammes.

1er mai. — *Curettage vésical par M. Chevalier ; sonde de Pezzer à demeure.*

10 mai. — A uriné un peu de sang par la sonde. On la retire.

15 mai. — La malade sort guérie. n'éprouvant presque plus de douleur.

OBSERVATION V

Cystite. — Curettage vésical.

D... Jeanne, 21 ans, couturière, entre dans le service de M. le professeur Guyon, salle Laugier, lit 22, le 13 janvier 1890.

A. H. : Père mort à 54 ans de la poitrine, mère vivante, cinq sœurs vivantes et bien portantes.

A. P. : A l'âge de 2 ans la malade aurait eu une rétention d'urine. Pas d'autre maladie. Bonne santé générale.

Réglée à 13 ans irrégulièrement, pas d'enfant, pas de fausse couche. Dernières règles le 15 décembre dernier, pas de pertes rouges, quelques pertes blanches. Pas de douleurs abdominales.

Etat actuel. La maladie a commencé il y a quatre ans. La malade raconte que le 20 décembre la journée était très fraîche, elle a lavé deux heures au grand air, 4 à 5 jours après, sans avoir ni fièvre ni frisson, la malade a souffert dans le ventre. Elle éprouvait à ce moment des élancements dans la vessie. Les mictions deviennent fréquentes et douloureuses à la fin, aux dernières mictions il sortait quelques gouttes de sang.

L'affection vésicale est restée ignorée pendant deux ans. Les médecins conseillèrent à la malade une ceinture hypogastrique et appliquèrent des tampons glycérinés sur le col de l'utérus. Ce traitement n'amena naturellement aucune amélioration.

L'état vésical reconnu il y a deux ans à Rouen, on fit des lavages à l'eau boriquée puis au nitrate d'argent qui n'amenèrent pas davantage d'amélioration appréciable, la malade qui souffrait beaucoup abandonna ce traitement au bout de deux mois.

15 décembre. — La malade venue à la consultation on constata :

Urines troubles, douleurs lombaires, capacité vésical : 100 gr. Mictions toutes les deux heures.

On prescrivit des lavages boriqués et au nitrate d'argent.

29 décembre. — On fit des instillations au nitrate d'argent à 1 p. 100, les douleurs deviennent plus vives.

3 janvier — Instillations de sublimé à 1 p. 5000.

12 janvier. — Les instillations au sublimé ne sont pas douloureuses, mais l'amélioration n'étant pas sensible, la malade entre dans la salle le 13 janvier.

Capacité vésicale 55 gr. Urines légèrement hématuriques.

22 janvier. — Il y a une quantité notable de pus dans le bocal.

La malade se plaint de douleurs lombaires qui ne semblent pas spécialement se localiser au rein.

Examen des urines :

Urines très troubles, dépôt abondant.

Examen histologique :

Leucocytes. streptocoques.

Pas de bacilles de Koch.

24 janvier. — Capacité vésicale 55 gr.. mictions toutes les 20 minutes. Les reins ne sont pas sentis.

8 février. — *Curettage de la vessie et sonde à demeure.*

14 février. — La malade se trouve très bien, à part quelques légères douleurs. Instillations à l'ichtyol à 1 p. 100 : 4 grammes. On retire la sonde à demeure.

21 février. — On ne fait les instillations que tous les 2 jours.

9 mars. — La malade supportant mieux l'ichtyol. l'instillation est reprise tous les jours.

30 mars. — La malade quitte l'hôpital sans douleurs.

OBSERVATION VI

Leucoplasie vésicale. Curettage vésical.

A. H. : Père et mère bien portants, une seule sœur bien portante

A. P. : À l'âge de un an, la malade avait eu, dit-elle, une grande inflammation, elle ne peut donner aucun détail.

Jamais de maladie jusqu'à 16 ans. Jamais jusque-là aucun trouble de la vessie. Les mictions n'étaient pas fréquentes, la malade se levait une fois par nuit pour uriner, elle n'urinait pas sous elle sans s'en apercevoir.

Urines claires, mictions jamais douloureuses.

La malade est réglée à 16 ans assez irrégulièrement. Les premières règles durent cinq jours, quinze jours après les troubles urinaires apparaissent brusquement.

Vers le 1er février 1896, la fréquence des mictions est le premier symptôme qui attire l'attention de la malade. Brusquement en se levant le matin, quinze jours après l'apparition de ses premières règles, la malade ressent un violent besoin d'uriner avec pesanteur à l'hypogastre, elle urine facilement et sans douleur, l'urine était claire ; la pesanteur hypogastrique ne disparaît pas après la miction, et quelques instants après, la malade essaye de nouveau d'uriner, mais ce n'est qu'au prix d'efforts violents qu'elle arrive à émettre quelques gouttes d'urine également claire. Cela continue pendant environ 1 heure ou 1 heure 1/2 et se répète ensuite pendant environ deux mois. Pendant tout le reste de la journée les mictions ne sont ni fréquentes ni douloureuses. L'urine reste claire, la nuit la malade se lève une ou deux fois pour uriner. Pas d'incontinence.

Les règles qui avaient apparu une première fois, ne reparaissent plus de huit mois. Elles reparaissent en septembre.

L'état urinaire raconté ci-dessus persiste pendant deux mois, puis disparaît brusquement sans que la malade eût rien fait pour se soigner. Pendant 4 mois les mictions redeviennent normales.

Août 1896. — Après 4 mois de guérison apparente, les mêmes phénomènes urinaires apparaissent à nouveau d'une façon aussi brusque et s'accompagnent de douleurs. Ces douleurs sont continuelles, plus violentes vers la fin des mictions, elles existent entre les mictions, la nuit elles empêchaient la malade de dormir. elles n'étaient pas calmées par le repos au lit et étaient très intenses au réveil le matin. L'hypogastre n'était pas douloureux ces douleurs existaient dans le canal. Pas de douleurs lombaires.

En même temps les urines deviennent troubles et laissent déposer par le repos, un dépôt abondant, blanc jaunâtre, ayant, dit la malade, la consistance du blanc d'œuf.

Septembre 1896. — Les règles, qui n'avaient apparu qu'une seule fois en janvier, reparaissent en septembre. Elles viennent pendant 3 fois de 15 en 15 jours et durent 5 jours puis disparaissent à nouveau pour ne reparaître qu'en janvier 1897.

Les mictions sont fréquentes le matin, douleurs continuelles dans le canal, intenses surtout après la miction, et les urines troubles persistent.

Janvier 1897. — La malade vient à Paris et est vue pour la première fois par un médecin. On applique la méthode homéopathique. Ce traitement dure huit mois.

Pendant le courant de l'année 1897, les phénomènes se calment de temps en temps, mais en définitive l'état reste le même. En août la malade cesse le traitement homéopathique et ne revient plus à Paris qu'en janvier 1898 à cause de l'incontinence nocturne.

Janvier 1898. — La malade est vue par M. Jamain : on fait des injections de gaïacol iodoformé. Ce traitement dure 7 mois.

On fait également des instillations de nitrate d'argent qui font souffrir considérablement la malade. Au mois d'août la malade cesse tout traitement.

L'état tend à s'améliorer, il lui arrivait de ne pas observer de fréquence matinale. Les douleurs étaient moins vives de temps à autre, les urines restent toujours troubles. De plus, au mois d'août 1898, la malade se plaint de douleurs rénales intenses surtout du côté droit. Ces douleurs étaient surtout vives en avant sur le bord externe du muscle droit. Elles étaient nulles dans la région lombaire. On fait des massages ; la douleur disparaît peu à peu et n'a plus reparu depuis.

En même temps la malade remarque qu'elle urine beaucoup à la fois le matin, mais la fréquence matinale tend à diminuer.

En définitive, jusqu'en février 1899, la malade voit son état s'améliorer relativement. Le matin elle urine moins souvent et plus à la fois. Les douleurs uréthrales sont moins vives, les douleurs rénales ont disparu mais les urines restent toujours troubles.

Examen histologique par M. Motz :

Lambeaux formés d'épithélium plat.

En février 1899, brusquement, les douleurs deviennent beaucoup plus intenses au point d'empêcher la marche ; elles sont continuelles puis violentes après les mictions. Ces douleurs n'ont pas d'irradiations.

Le dépôt dans les urines est en même temps plus épais, la malade urine actuellement toutes les deux heures le jour et 2 fois la nuit, la fréquence a donc augmenté. L'incontinence nocturne persiste, la malade urine en général une fois sous elle sans s'en apercevoir.

Les urines troubles ne sont jamais hématuriques, mais on a constaté des débris semblables à des caillots.

Les règles ont apparu le 8 janvier, elle n'a pas vu depuis.

Examen par M. Pasteau, à la consultation.

Rein droit : descendu, non douloureux, petit, très mobile, pas tendu, régulier.

Rein gauche : On sent l'extrémité inférieure petite, non douloureuse, légèrement mobile.

Urines claires.

27 février. — *Curettage de la vessie et sonde à demeure pendant 15 jours.*

22 mars. — La malade sort de l'hôpital, ne souffrant pour ainsi dire presque plus.

OBSERVATION VII

Cystite bacillaire : Curettage vésical.

D... Marie, âgée de 28 ans, ménagère, entre dans le service de M. le professeur Guyon, à l'hôpital Necker, salle Laugier, lit 27, le 1er avril 1897.

Réglée à 16 ans régulièrement, pas d'enfants, fausse couche de 6 semaines.

Septembre 1896. — Souffre de la vessie depuis 6 mois, douleurs à la fin de la miction, fréquence, toutes les heures 1 jour, 2 heures la nuit. Pas d'hématurie.

Avril 1897. — Examen par M. Noguès.

L'introduction de la sonde est douloureuse. Capacité vésicale, 80 grammes, sensibilité à la pression presque nulle ; utérus sain ; culs-de-sac libres et souples.

Traitement : Instillation de sublimé et de gaïacol.

On propose à la malade le curettage de la vessie. Elle refuse et sort le 22 avril non guérie.

5 avril.

Urine légèrement trouble, dépôt blanc rosé.

Réaction acide.

Histologie :

Leucocytes, hématies.

Cellules d'épithélium vulvo-vaginal.

Bactériologie :

Pas de micro-organismes.

Bacilles de Koch.

La malade qui était sortie non guérie le 22 avril 1897 rentre le 17 mai.

La fréquence a augmenté, toutes les demi-heures jour et nuit.

Douleurs très vives surtout à la fin. Crises douloureuses durant 1 heure à 1 heure 1/2 survenant une à deux fois dans la journée.

Urines : quelquefois claires, le plus souvent troubles.

Hématurie, quelques gouttes de sang à la fin de la miction quand la malade fait des efforts pour uriner.

20 mai. — On sonde la malade, on retire 70 grammes d'urines. Dépôt purulent au fond du vase. Capacité vésicale : 60 grammes.

29 mai. — *Curettage vésical* par M. Genouville, en présence de M. Chevalier. *Sonde à demeure.*

5 juin. — On retire la sonde. La malade n'urine plus que toutes les heures, et les douleurs en urinant sont moins vives.

16 juin. — Urines très troubles. Dépôt abondant de pus au fond du vase.

9 juillet. — Très améliorée, moins de douleurs en urinant, urines toujours troubles. Depuis le jour du curettage, l'urine qui était très sanglante, est devenue claire.

Elle quitte l'hôpital après épistaxis abondantes ayant duré plusieurs jours.

Janvier 1899. — La malade écrit qu'elle va bien, elle est enceinte de six mois.

Examen des urines :

Quelques rares leucocytes, épithélium vulvo-vaginal.
Pas de bacilles de Koch.

OBSERVATION VIII

Cystite tuberculeuse. — Curettage vésical.

D... Eugénie, âgée de 17 ans 1 2, ménagère, entre dans le service de M. le professeur Guyon, à l'hôpital Necker, salle Laugier, lit 11, le 11 janvier 1895.

Père et mère bien portants, un frère, une sœur bien portante pas de maladie de poitrine dans la famille.

Pas de scrofule dans l'enfance, on a dit à la malade qu'elle a souffert très gravement d'une maladie d'intestin à l'âge de trois ans.

Réglée à 13 ans, régulièrement, pas d'enfant ni de fausse couche. Leucorrhée très abondante depuis l'établissement de la menstruation.

Au mois de septembre 1883, cette leucorrhée avait changé de caractère, était devenue jaunâtre, tachant le linge. En même temps la malade commençait à souffrir en urinant, pendant et surtout à la fin, et la miction devenait plus fréquente. Cet état vésical, très peu accentué, durait depuis quelques jours lorsque la malade fit une chute et se contusionna violemment le genou qui se tuméfia rapidement. On appliqua un vésicatoire.

Le lendemain les mictions devenaient extrêmement douloureuses et la fréquence devenait telle que la malade urinait toutes les 5 minutes la nuit comme le jour. La malade ressentait en même temps une douleur très vive à l'hypogastre, continuelle, qui l'empêchait de marcher, de se tenir debout.

Les urines devinrent rapidement extrêmement troubles, souvent teintées en rouge brun, parfois contenant des caillots noirâtres, sans forme déterminée, quelquefois seulement il y avait quelques gouttes de sang à la fin de la miction.

Cet état persiste pendant 5 mois, puis une légère amélioration survint à la suite d'instillations au nitrate d'argent.

Actuellement la malade urine toutes les 10 minutes, jour et nuit, les mictions sont toujours un peu douloureuses au début et à la fin, il y a, en outre, presque quotidiennement, des crises extrêmement douloureuses dans l'hypogastre accompagnées de besoins presque incessants de la miction durant une heure.

Les urines sont toujours très troubles, la malade n'a plus vu de sang ni de caillots ces derniers temps.

Examen : Vessie, extrêmement sensible, tant au contact qu'à la distension. On ne peut y injecter que quelques grammes de liquide et cet examen provoque une crise douloureuse extrêmement vive.

Urines très troubles, pas d'hématurie.

On ne sent rien du côté des reins.

Excellent état général. embonpoint. pas de lésions pulmonaires.

12 février. — La malade a subi, depuis son entrée. le traitement par des instillations quotidiennes d'huile créosotée a 10 puis à 15 0 0 sans modification aucune de son état. pas plus au point de vue de la fréquence qu'au point de vue des crises douloureuses.

13 février. — *Curettage de la cavité vésicale. Le lavage évacuatif* ne détermine pas un abondant saignement, la vessie ne réagit pas comme elle le fait d'ordinaire chez les autres anesthésies. Sonde de Pezzer à demeure.

21 février. — Ascension brusque le soir de la température. 39°4. La malade se plaint de souffrir des reins. On sent légèrement le rein gauche.

22 février. — Température vespérale. 39°3.

24 février. — Température redevenue normale. La malade souffre moins des reins.

2 mars. — La malade urine toutes les demi-heures en moyenne. *plus de crises douloureuses.*

4 mars. — Très améliorée par le curettage. fréquence beaucoup moindre. plus de crises. La malade reste dans le service jusqu'au 19 mars. État vésical le même. état général excellent.

A la suite la malade avait conservé la fréquence des mictions mais urinait sans douleur.

Elle rentre de nouveau le 26 février 1901.

1er accouchement en juillet 1897.

2e accouchement le 17 août 1900.

Grossesses normales. pas d'exagération des symptômes vésicaux.

Elle est retombée malade. dix jours avant ce dernier accouchement.

Actuellement : Mictions. fréquence. toutes les demi-heures le jour. 12 à 14 fois la nuit.

Douleur très vive au début et surtout à la fin

Urines claires.

Traitement : instillations de goménol.

Réglée régulièrement. Bon état général, aurait engraissé.

On ne sent pas les reins ni d'un côté ni de l'autre.

28 février. — Capacité vésicale 90 grammes, on en retrouve l'instant d'après avec la soude 30 grammes. Sensibilité très grande au contact.

Urines louches.

Dépôt peu abondant.

Réaction acide.

Assez nombreux leucocytes.

Hématies.

Épithélium plat.

Très nombreuses bactéries

Nombreux bacilles de Koch.

Sensibilité très vive à la pression, le simple frottement de la paroi vésico vaginale avec le doigt détermine de fortes douleurs dans toute l'étendue de cette paroi jusqu'au fond du vagin.

1er mars. — Examen cystoscopique (M. Pasteau).

Capacité : 65 grammes sans lavages et une demi-heure après un lavement d'antipyrine.

Cystoscope simple de Nitze.

Sur tous les points de la vessie, mais particulièrement au niveau du trigone et sur tout le pourtour du col, la muqueuse est épaisse et comme œdématiée. La teinte générale est rose, normale. Toute la partie supérieure de la vessie est particulièrement nette et lisse.

A la partie inférieure, au contraire, il existe des plis irréguliers, épais.

Nulle part on ne trouve d'ulcérations ni de vascularisation particulièrement marquée. Cependant le pourtour du col est plus rouge et juste sur la ligne médiane antérieure, au niveau du rebord du col, on voit très nettement une suffusion sanguine récente et peu étendue.

Examen des reins :

Décubitus horizontal avec oreillers.

Rein droit : n'est pas senti sous les côtes, même dans les inspirations les plus profondes. Rien à la pression profonde dans l'espace costo-vertébral.

Rein gauche. La paroi ne se met en aucun moment en défense.

La palpation hypogastrique même modérée est très douloureuse.

Toucher vaginal : Le moindre frôlement même dans la partie la plus profonde est douloureux, d'autant plus qu'on se rapproche plus en avant encore plus à droite et à gauche. Résidu de 10 à 12 grammes.

6 mars. — *Curettage vésical par M. Guyon.* Peu de saignement. Sonde de Pezzer. Douleurs assez vives aux reins. Piqûre de morphine à 8 heures. Malade dort relativement bien.

On retire la sonde le 16 avril.

Capacité le 15 avril :	20	grammes	
—	16 —	20	—
—	17 —	30	—
—	18 —	50	—
—	19	70	—
—	20 —	90	—
—	21 —	125	—
—	22 —	100	—

2 mai 1901. — La malade quitte le service, ne souffrant presque plus.

OBSERVATION IX

Cystite tuberculeuse. — Curettage vésical.

D... Mathilde, âgée de 19 ans, teinturière, entre dans le service de M. le professeur Guyon, à l'hôpital Necker, salle Laugier, lit n° 17, en juin 1897.

Réglée, à 14 ans, toujours très régulièrement.

En juin 1897. Règles très abondantes, pas douloureuses, durée 8 jours, quelques caillots. Syncope à la fin des règles : ces syncopes se sont reproduites à toutes les règles depuis le mois de juin. Dans l'intervalle des règles, la malade remarque que son linge est rempli de taches roussâtres, mais il est difficile de savoir si ce sang vient du vagin ou de la vessie. La malade prétend ne remarquer de nouvelles taches roussâtres qu'après avoir uriné.

En septembre 1897. La malade observe de la fréquence dans ses mictions, cette fréquence apparait tout d'un coup, la malade ne peut donner aucune raison pour l'expliquer.

Fréquence le jour, 5 à 6 fois, la nuit aussi.

Exagérée par la position debout, diminuée par la position assise, pas augmentée avec la marche et trajet en voiture, pas diminuée ni augmentée avec le repos.

Mictions impérieuses, mais la malade peut encore se lever la nuit pour aller uriner.

Douleur légère en urinant, très vive après la miction, ténesme vésical, éveillée par les fatigues et les secousses, apparition brusque des douleurs, le repos calme la douleur mais ne la fait pas disparaître, elle siège surtout dans l'urèthre.

Hématurie dès le début, la malade a remarqué quelques gouttes de sang à la fin de ses mictions. Depuis qu'elle est entrée à l'hôpital, la malade prétend que pendant tout le temps de la miction les urines sont légèrement sanglantes, le repos ne fait pas cesser ces hématuries. L'urine a la même couleur du commencement à la fin de la miction.

La malade n'avait jamais été sondée avant son entrée à l'hôpital. Toujours beaucoup de constipation.

11 décembre. Examen de M. Genouville.

Urines troubles, sanglantes, sang à la fin des mictions. Sensibilité vésicale 110 grammes, pas de contractilité. Sensibilité dissociée.

Utérus petit en rétroversion.

Le sang augmentant dans les urines on cesse les lavages au nitrate d'argent.

15 décembre. Douleurs vives pendant la nuit.

La malade ne pouvant uriner a été sondée, on a retiré environ 600 grammes d'urine sanguinolente. Lavage à l'antipyrine. Instillation de sublimé à 1 p. 10.000.

16 décembre. Douleurs moins vives.

23 décembre. Sang dans les urines.

27 décembre. Depuis moins de sang dans les urines.

3 janvier 1898. Les douleurs, le sang ont légèrement disparu.

Fréquence, le jour 29 à 30 mictions, la nuit 15 à 16.

4 janvier. Instillation de sublimé à 1 p. 10.000.

5 janvier. les douleurs n'ont pas cessé.

6 janvier. Mictions toujours nombreuses et douloureuses.

8 janvier. Hématuries, instillation d'orthoforme. Cette instillation a fait cesser la douleur pendant la première miction mais elle est réapparue peu de temps après.

9 janvier. Moins de sang dans les urines. instillation d'orthoforme sans effet sur la malade.

Examen cystoscopique.

Sur le côté droit de l'uretère on constate une grosse plaque de congestion. Au-dessus de l'uretère droit on constate également une grosse plaque congestive.

Entre cette plaque et l'uretère on constate quelques petites granulations qu'on croit être d'origine bacillaire; sur le côté droit de l'uretère la muqueuse vésicale est légèrement contusionnée.

10 janvier. Instillation d'orthoforme. toujours fréquence et douleur. jour 11 fois, nuit 6 fois.

11 janvier. Pas d'instillation. fréquence : jour 12 fois. nuit 7 fois.

12 janvier. La douleur en urinant persiste toujours.

13 janvier. Instillation d'orthoforme et sublimé.

14 janvier. Légère hématurie.

Pour calmer les douleurs on prescrit des suppositoires

24 janvier. On a supprimé depuis le 15 janvier les instillations d'orthoforme pour ne plus faire que des instillations de sublimé.

La malade souffre toujours beaucoup en urinant. La fréquence a plutôt un peu diminué.

Instillation d'huile mentholée 5 % avec une seringue de Pravaz.

25 janvier. Douleurs toujours très vives. les suppositoires les calment.

Fréquence un peu diminuée, jour et nuit. 6 fois.

On continue les instillations d'huile mentholée.

26 janvier. — Douleur toujours vive mais apparue plus tard. La malade a pu uriner deux fois sans souffrir.

27 Janvier. — Douleur pas diminuée, fréquence. 15 fois le jour et la nuit 8 fois. Urines purulentes et hémorrhagiques à la fin de la miction. Instillation d'huile mentholée à 2 %.

28 janv. Fréquence : jour, 9 fois ; nuit. 8 fois ⎫ Instillation
29 —   —   — 6 —   — 6 — ⎬ d'huile
30 —   —   — 9 —   — 8 — ⎬ mentholée à
31 —   —   — 10 —   — 8 — ⎭ 2 %

1er février. — Dans la nuit. la malade a eu du sang dans ses urines. Le matin les urines sont redevenues claires. La malade souffre toujours en urinant, mais la douleur n'apparaît qu'à la 2e miction. fréquence toujours la même.

2 février. — Instillation de 2 cent. cubes d'huile mentholée à 2 %. La malade ne commence à souffrir que vers 3 ou 4 heures de l'après-midi.

3 février. — Fréquence : jour. 10 fois : nuit, 10 fois.
4 —   —   10 —   — 7 —
5 —   —   9 —   — 10 —

6 février. — Pas d'instillation. la malade a souffert à toutes les mictions.

7 février. — Instillation d'huile mentholée à 2 % le matin.

Instillation de sublimé le soir.

Urines purulentes depuis hier.

8 février. — La malade a souffert 10 minutes après sa première instillation. urines toujours purulentes. Rien du côté des reins.

9 février. — Toutes les mictions ont été douloureuses. la douleur est très aiguë à la fin des mictions ; fréquence : jour, 10 fois ; nuit, 6 fois. Toujours instillations d'huile mentholée le matin et de sublimé le soir. Légère épistaxis.

10 février. — Urines toujours purulentes, sanguinolentes, 80 grammes de rétention d'urine, dont les dernières gouttes sont de plus en plus troubles. les urines contiennent un dépôt grumeleux, la partie terminale est sanguinolente. Capacité 100 gr.. cette quantité de liquide retirée de la vessie ne produit pas d'hématurie terminale sensible. mictions toujours douloureuses ; fréquence : le jour. 9 fois ; la nuit. 7. Instillation d'huile mentholée.

11 février. — Instillation de sublimé seulement. mictions toujours douloureuses. urines purulentes, même fréquence.

12 février. — Instillation de sublimé. mictions douloureuses. urines purulentes, même fréquence.

14 février. — Pas d'instillation.

La malade sort le 13 février, pas d'amélioration.

10 mars 1898. — La malade rentre de nouveau dans le service. Les douleurs sont devenues très intenses. mictions douloureuses, fréquence. 12 fois le jour ; autant la nuit ; urines troubles, sanglantes.

L'état général de la malade n'a pas changé depuis son premier séjour à l'hôpital.

18 mars. — Le sang a disparu des urines par le simple repos au lit. douleurs aussi intenses, même fréquence.

21 mars. — Instillation au sublimé. urines troubles, à la fin. un peu sanglantes. capacité vésicale 140 cc.

25 mars. — Les urines sont devenues sanglantes. la malade

souffre davantage. La vessie ne se vide pas complètement. résidu 30 à 40 grammes.

30 mars. — *Curettage de la ressie par M. Genouville.* et sonde à demeure.

31 mars. — Urines sanglantes.

La malade ne souffre pas de la vessie. la sonde uréthrale lui produit une sensation de cuisson.

3 avril. — Les urines ne sont plus sanglantes, la malade souffre moins. la sonde à demeure est bien supportée. Lavages bor iqués.

8 avril. — On enlève la sonde à demeure, capacité vésicale 50 cc., injection au sublimé à 1/10.000.

9 avril. — La malade a eu de la fièvre hier, on a remis une sonde à demeure. Urines toujours un peu troubles avec dépôt purulent. La malade dort bien la nuit, mais n'a pas d'appétit.

10 avril et jours suivants. — La malade supporte bien la sonde à demeure. Elle souffre peu. Urines toujours troubles avec dépôt purulent abondant. La malade ne souffre pas des reins. Lavage à l'eau boriquée et instillations de sublimé à 1/10.000.

25 avril. — On enlève la sonde à demeure, urines très troubles. dépôt purulent et abondant.

26 avril. — La malade souffre en urinant, la fièvre réapparaît, urines très troubles. dépôt abondant. on met la sonde à demeure.

27 avril. — La malade souffre moins. la fièvre a diminué. urines toujours troubles ; dépôt.

5 mai. — La malade a de la fièvre depuis 2 jours. les urines sont moins purulentes qu'auparavant. Capacité vésicale 50 cc. on enlève la sonde.

7 mai. — La fièvre continue, urines troubles, dépôt assez abondant. La malade urine toutes les demi-heures, souffre en urinant.

10 mai. — Urines sanglantes, dépôt. La malade n'a pas souffert plus que d'habitude.

11 mai. — Urines moins sanglantes.

12 mai. — Les urines ont repris leur aspect trouble avec dépôt purulent.

21 juin. — La malade quitte l'hôpital. elle n'est pas dans un etat très satisfaisant, mais ses urines ne sont plus sanglantes et tout en urinant fréquemment encore, les mictions sont moins douloureuses.

OBSERVATION X

Cystite très probablement blennorrhagique. — Curettage vesical.

D... Jeanne, âgée de 19 ans, entre dans le service de M. le professeur Guyon. à l'hôpital Necker, salle Laugier. lit n° 1, le 7 février 1901.

Scarlatine dans l'enfance. Plusieurs bronchites de 6 à 12 ans. Ictère il y a un an à la suite d'une colite membraneuse. Durée un mois.

Réglée à 15 ans, régulièrement. ne souffre pas au moment des règles. Pertes blanches légères. Ni accouchement, ni fausse couche.

Maladie actuelle. — Elle est malade depuis 15 jours et surtout depuis 8 jours, sans cause connue, les mictions sont devenues fréquentes et douloureuses.

Les mictions sont continuelles. jour et nuit. empêchant le sommeil ; impérieuses et douloureuses.

La malade est obligée de se garnir dans son lit.

Les urines sont troubles. Chaque miction s'accompagne d'une hématurie terminale.

Vessie : capacité 50 grammes. peu sensible au contact.

Examen histologique et bactériologique des urines.

Leucocytes.

Nombreuses hématies.

Épithélium plat.

Diplocoques. (très nombreux).

Bactéries (rares).

Pas de bacilles ni de gonocoques (?)

Sécrétions vaginales et uréthrales.

Traitement : instillations de nitrate d'argent à 1 p. 50. Tisane d'uva ursi avec sirop de térébenthine.

21 février. — Instillation de nitrate tous les 2 jours, instillation de goménol les autres jours.

A la suite de ce traitement, la malade urine à peu près aussi souvent, mais avec des douleurs beaucoup moins vives. Les urines sont beaucoup moins hématuriques, et même au simple aspect, elles ne semblent pas contenir de sang.

1er mars. — Examen cystoscopique par M. Pasteau.

Vessie, capacité 35 grammes sans lavage et une demi heure après un lavement d'antipyrine. Cystoscope simple de Nitze. La muqueuse vésicale semble épaisse et comme boursouflée au niveau du bas-fond où on trouve deux ou trois plis transversaux bien nets qui sont limités par des lèvres muqueuses épaisses et régulières.

La surface vésicale, d'une façon générale, est un peu plus rosée qu'à l'état normal, mais on ne trouve de vaisseaux volumineux nulle part.

Il existe trois places où la muqueuse est nettement rouge :

1° Sur la ligne médiane juste en arrière du trigone.

2° A droite à un centimètre de l'orifice uretéral.

3° A gauche en dehors du trigone juste dans la corne vésicale.

En ces trois points la muqueuse présente une vascularisation très fine, très abondante, mais il n'y a nulle part d'ulcération.

A droite, il semble exister un peu de surélévation de la portion correspondante de la muqueuse, c'est là que le contact est le plus douloureux et c'est là également que par le toucher vaginal on détermine le plus de douleur.

Toucher vaginal :

5 mars. — Utérus un peu couché en arrière, un peu gros.

Col bas, pas d'annexes.

Sur la ligne médiane il faut ramener la paroi avec force contre la face postérieure du pubis pour déterminer un peu de douleur.

Pas de sensibilité à gauche.

Grande sensibilité à droite.

6 mars. — *Curettage vésical (M. Guyon), sonde de Pezzer.*

La malade urine bien par sa sonde, urines sanglantes, faibles douleurs. La malade mange dès le lendemain de l'opération.

10 mars. — L'urine cesse de contenir du sang. 750 gr. d'urine contenant environ un demi-centimètre de pus au fond.

12 mars. — Même état. Instillations de sublimé.

18 mars. — La malade a beaucoup souffert lors du changement de sonde et pendant les quelques minutes où celle-ci a été enlevée. Urines plus claires.

21 mars. — Douleurs qui cessent par le changement de sonde. On continue les instillations (alternativement goménol et nitrate d'argent).

Les instillations sont bien supportées et ne provoquent aucune douleur.

17 avril. — *Ablation de la sonde à demeure (40 jours après l'opération)*, mictions espacées de façon variable, 15 fois la nuit dernière.

La quantité des urines émises va progressivement en augmentant, atteignant bientôt 90 gr. Urines claires. Légère cuisson à la fin de la miction.

Instillation d'huile goménolée.

18 avril. — Fréquence variable des mictions, 90 à 100 gr. chaque fois. Toujours une cuisson à la fin de la miction et ne persistant pas après elle.

Mictions à la suite de l'ablation de la sonde,

16 avril. —	60	grammes	
17 —	80	—	
18 —	100	—	
19 —	120	—	
20 —	140	—	} Instillations de nitrate d'argent à 3 °/₀₀.
21 —	160	—	
22 —	200	—	
23 —	160	—	
24 —	180	—	

27 avril. — La malade sort et vient chaque jour ; on fait des instillations de nitrate à 3 °/₀₀ ; les mictions sont de plus en plus espacées ; la capacité variable atteignant jusqu'à 300 grammes.

2 septembre. — M. Cathelin revoit la malade. L'état vésical est excellent. Elle ne souffre plus.

OBSERVATION XI

Cystite tuberculeuse. — Curettage vésical.

(Ancienne néphrectomisée pour tuberculose rénale.)

J... Marie, 37 ans, cuisinière, entre dans le service de M. le professeur Guyon, à l'hôpital Necker, salle Laugier, lit 18, le 11 novembre 1890.

N'a jamais été malade, n'a jamais eu d'enfant.

Depuis 4 à 5 mois se plaint de douleurs dans la vessie et dans les lombes ; ces douleurs existent presque continuellement mais augmentent pendant la marche. Pas de coliques néphrétiques.

Mictions fréquentes tous les quarts d'heure le jour, les demi-heures la nuit ; douloureuses surtout à la fin.

Depuis le même temps, hématuries surtout terminales bien que la malade ait quelquefois, rarement, remarqué du sang au début de la miction. Ces hématuries existent à chaque miction.

Urines sanguinolentes avec un peu de pus, la malade dit y avoir souvent remarqué du sable.

Vessie très sensible au contact et à la pression, capacité: 60 gr.

Instillations de nitrate d'argent à 1 °⁄₀₀.

Urines moins troubles ne contenant plus de sang. Lavements à l'antipyrine.

Examen des urines : *Bacilles de Koch négatif.*

15 novembre 1889. — On remarque quelques petits graviers.

16 novembre 1889. — Examen de M. Guyon.

Capacité vésicale faible.

Exploration métallique : faible sensibilité au contact, cavité facile à parcourir. Parois souples, pas de calcul.

17 novembre 1889. — Cystoscopie.

Graviers remontés dans la paroi vésicale un peu partout. On ne voit pas d'orifice d'uretère. Pas de calcul.

5 décembre. — La malade se plaint de douleurs lombaires surtout à droite.

Après examen, on fait le diagnostic d'hydronéphrose calculeuse.

Le cathétérisme urétéral est tenté à plusieurs fois, mais en vain.

La néphrotomie est décidée (Albarran).

8 janvier, après incision de la peau et des téguments on tombe sur un rein bosselé, gros et fluctuant.

La néphrectomie est pratiquée par M. Albarran.

Le rein ouvert, il s'écoule un liquide franchement purulent.

A la coupe on voit un grand nombre de cavernes surtout aux deux extrémités et dans toute la substance corticale. Dans l'une d'elles est une concrétion phosphatique. La région du hile est surchargée de graviers.

3 mai. — Pansement avec mèches au chlorure de zinc.

Pansements réguliers tous les deux jours.

19 mai. — La plaie va très bien.

Examen au cystoscope (M. Pasteau), la vessie ne présente rien de particulier.

28 mai. — Même état, plus de chlorure de zinc qui faisait souffrir énormément la malade. Capacité vésicale 120 gr.

Exeat, le 30 mai 1900.

La malade se représente à la consultation. La plaie rénale est complètement fermée, depuis une quinzaine de jours. Les phénomènes de cystite persistent. Capacité vésicale 100 gr.

La malade revient se faire faire des instillations, à l'huile goménolée tous les deux jours.

9 juillet 1900. — La malade rentre à l'hôpital.

Urines : quantité 1 litre 1/2, très claires à l'émission, autant au début qu'à la fin.

Mictions le jour toutes les 10 minutes, la nuit 11 fois, douloureuses au début, impérieuses, peu abondantes.

Vessie : capacité 90 grammes. Légèrement sensible au contact.

Rein droit, plaie complètement fermée. Légère douleur à la pression en arrière.

Rein gauche : pas senti.

Règles régulières.

Traitement. Instillations au sublimé.

1er août 1900. — La capacité est de 110 grammes, la fréquence est diminuée.

3 décembre. — Toujours douleurs à la miction.

Examen cystoscopique par M. Pasteau.

Ulcérations autour du col. Les anciennes existant autrefois autour de l'uretère droit sont cicatrisées.

Instillations au goménol, pas de résultats.

5 mars 1901. — La malade souffre toujours en urinant, envies d'uriner tous les quarts d'heure environ, douleurs surtout terminales.

La nuit, envies moins fréquentes, mais plus violentes et n'amenant l'émission que de quelques gouttes d'urine au prix de violentes douleurs. Pas de polyurie. Jamais de sang pur à la fin des mictions.

18 mars. — La malade demande à aller au Vésinet. Son état est peu modifié (toujours pollakiurie diurne et nocturne et mictions douloureuses, un petit travers de doigt de pus dans les urines).

16 avril 1901. — Au Vésinet rétention de 24 heures avec ténesme ; depuis elle s'est mise à uriner constamment et tous les quarts d'heure et en souffrant. Capacité vésicale 70 gr.

En outre douleurs à droite tout le long de l'uretère.

Examen histologique et bactériologique.

Histologie. — Leucocytes, rares hématies. Épithélium plat.

Bactériologie. — Très nombreuses bactéries.

Nombreux microcoques.

Pas de bacilles de Koch.

Examen de M. Michon : Peu de lésions vésicales, mais ure-thrales. Capacité 100 grammes.

Les parois latérales et postérieures de la vessie sont rouges, mais sans lésions, on ne voit pas les orifices urétéraux.

Profonde dépression constituant une cellule au niveau de la zone urétérale gauche, pas d'ulcération vésicale profonde.

Endoscopie uréthrale : tiers profond de l'urèthre profond très douloureux et rouge. Pas d'ulcération appréciable.

Partie antérieure de l'urèthre, coloration normale.

Examen des urines (chimique).

Quantité : 2 litres.

Aspect, légèrement trouble.

Couleur.............	jaune pâle.		
Odeur..............	normale.		
Réaction...	légèrement acide.		
Densité.............	1012.		
Urée...............	12 gr. 80 par litre,	25 gr. 30 en 24 h	
Chlorures..........	4 gr. 70.........	9 gr. 40	—
Acide phosphorique.	1 gr. 20.........	2 gr. 40	—

Albumine.......... traces.

Glucose............. néant.

Pigments biliaires.. néant.

24 avril 1901. — *Curettage vésical et uréthral* par M. Cathelin.

Anesthésie chloroformique légère. Pendant le curettage on
sent la dépression déjà vue par la cystoscopie.

Raclage soigné du trigone et de la partie profonde de l'urèthre.
Sonde de Pezzer à demeure.

Nuit assez bonne. Les suppositoires qui lui avaient été prépa-
rés lui ont été inutiles.

Les jours suivants la sonde est bien supportée, urines faible-
ment purulentes, de réaction acide.

3 juin. — On retire la sonde à demeure (40 jours après l'opération).

6 juin.	Capacité	70 grammes
7 —	—	80 —
8 —	—	90 —
9 —	—	105 —
10 —	—	140 —
11 —	—	170 —
19 —	—	210 —

Exeat le 2 juillet 1901. La malade n'éprouve plus aucune
douleur.

CONCLUSIONS

I. Le curettage vésical par l'urèthre chez la femme, ou opération de Guyon, est réservé aux cystites chroniques, douloureuses, rebelles aux autres traitements (en dehors de la taille).

II. Cette opération est simple, non dangereuse et efficace quand les reins sont indemnes.

III. On doit toujours lui adjoindre le traitement médicamenteux topique de la cystite.

IV. Tout le traitement doit être fait en une seule séance avec association des grands lavages et en y joignant le plus souvent le curettage de l'urèthre lui-même.

V. La sonde à demeure, après le curettage, doit être laissée pendant un assez grand nombre de jours: elle y séjournera d'autant plus longtemps que la cystite sera de date plus ancienne, et elle constitue un des éléments essentiels du succès définitif.

BIBLIOGRAPHIE

Félix Guyon. — Tuberculose vésicale. *Sem. méd.*, 1885, p. 307.

— Congrès français de chirurgie, 1888-89.

Bazy. — Traitement de certaines affections chroniques de la vessie par le raclage et l'écouvillonnage. *Sem. méd.*, 26 juillet 1889.

Kallionzis. — Raclage et écouvillonnage de la vessie. *Annales génito-urinaires*, 1887.

Battle. — *Annales Voies Urin.*, mai 1890.

Verhoogen. — Traitement des cystites chroniques rebelles par le curettage de la vessie. *Ann. Société belge de chirurgie*, juin 1893.

Voisneron. — Résultats de l'intervention chirurgicale dans la tuberculose vésicale. Congrès français de chirurgie, avril 1893.

Coursier. — Traité des cystites chroniques rebelles chez la femme par le curettage vésical pratiqué par la voie uréthrale. *Thèse*, Paris, 1894.

Camero. — Contribution à l'étude du traitement de la cystite douloureuse chez la femme. *Thèse*, Paris, 1896.

Chevalier. — *Chirurgie des voies urinaires*, 1899.

F. Guyon. — *Traité des maladies de la vessie et de la prostate*, 1888. Chez Baillière.

Reverdin. — Cas de cystite tuberculeuse traitée par la taille hypogastrique et le raclage. *Annales génito-urin.*, mai 1889.

HARTMANN. — Cystites douloureuses. *Thèse*, Paris, 1887.

G. COLIN. — Traitement des cystites par les instillations de sublimé. *Thèse*, Paris, 1891.

REBLAUD. — Étiologie et pathogénie des cystites non tuberculeuses chez la femme. *Th.*, Paris, 1892.

GUYON et COURTADE. — Sur la contracture du muscle vésical. Soc. de biologie, 2 août 1901.

HALLÉ et MOTZ. — Contribution à l'anatomie pathologique de la vessie. (Cystites chroniques avec figures.) *Ann. des Maladies Gén.-Urin.*, n° 1, Janv. 1902.

F. STOCKMANN. — *Monatsberichte für Urologie*. VI. 4, rap. in *Sem. Méd.*, 5 mars 1902. Du traitement de la cystite chronique rebelle à l'aide du curettage de la vessie.

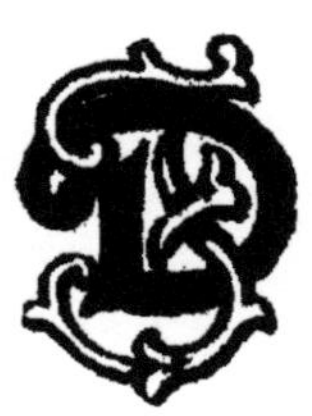

BUZANÇAIS (INDRE), IMPRIMERIE F. DEVERDUN.